DU

PIED BOT ACCIDENTEL

PAR

Arnaud-Edmond ROUTIER,

Docteur en médecine de la Faculté de Paris,
Ancien interne lauréat des hôpitaux de Paris,
Aide d'anatomie à la Faculté,
Membre de la Société clinique.

PARIS

ALEXANDRE COCCOZ, LIBRAIRE-EDITEUR

11, RUE DE L'ANCIENNE-COMÉDIE; 11

1881

DU

PIED BOT ACCIDENTEL

DU

PIED BOT ACCIDENTEL

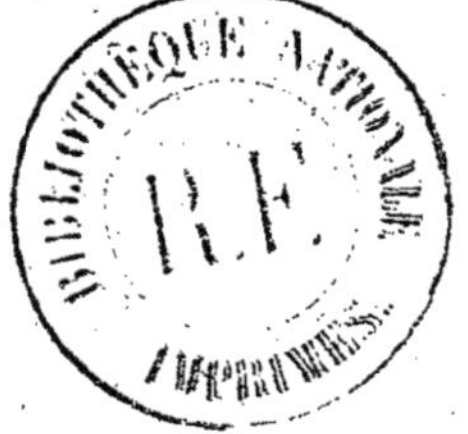

PAR

Arnaud-Edmond ROUTIER,

Docteur en médecine de la Faculté de Paris,
Ancien interne lauréat des hôpitaux de Paris,
Aide d'anatomie à la Faculté,
Membre de la Société clinique.

———•••———

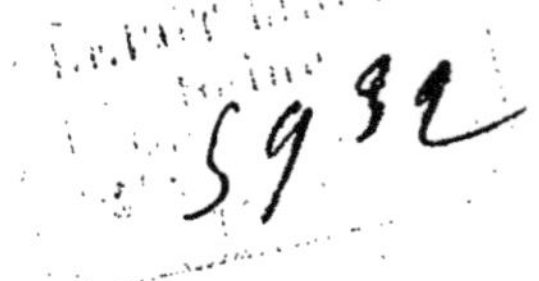

PARIS

ALEXANDRE COCCOZ, LIBRAIRE-EDITEUR

11, RUE DE L'ANCIENNE-COMÉDIE, 11

—

1881

DU

PIED BOT ACCIDENTEL

INTRODUCTION.

Si la question du pied bot congénital a été l'objet d'un grand nombre de travaux intéressants, au point de vue de l'étiologie et du traitement, il nous a paru que les auteurs avaient un peu négligé le chapitre touchant les pieds bots accidentels.

Pendant notre internat dans les hôpitaux, il nous a été donné d'observer plusieurs faits de ce genre, surtout à l'hôpital des Enfants-Malades chez M. de Saint-Germain, et à l'hôpital de la Pitié chez M. le professeur Verneuil, où cet excellent maître attira plus particulièrement notre attention sur ce point et nous donna l'idée de grouper ces divers faits pour les comparer, les classer et tâcher de formuler les indications pratiques qui en résultent.

Nous n'avons donc pas la prétention d'ajouter un nouveau chapitre à la pathologie ; tout ce que nous dirons se trouve ou à peu près dans les auteurs qui ont abordé ces questions, mais on n'y lit que quelques phrases sans indications nettes et précises, surtout en ce qui touche au traitement.

Avant d'entrer en matière, nous croyons devoir exposer brièvement le plan de notre travail. Dans un premier chapitre nous rappellerons la physiologie des mouvements du pied, nous montrerons que les diverses articulations tibio-tarsienne, astragalo-calcanéenne, astragalo-scaphoïdienne, calcanéo cuboïdienne entrent en jeu, à tour de rôle, pour la production de ces mouvements complexes; et le rôle de ces articulations, nous le verrons, sera exagéré dans les variétés de pied bot que nous étudierons.

Nous n'omettrons pas non plus de mentionner les actions musculaires, si importantes dans la question qui nous occupe.

Dans un second chapitre, nous verrons quelle est l'étiologie de ce genre de pied bot ; nous discuterons les divers cas, et nous en tirerons une classification ; c'est là surtout où nous espérons combler une lacune de nos classiques.

Dans un troisième chapitre, nous donnerons nos observations dans un ordre analogue à celui que nous adopterons dans la classification ; nous montrerons aussi les grandes analogies entre le pied bot accidentel et le pied bot congénital.

Puis, nous étudierons rapidement les conséquences de ces difformités par rapport à la marche, et nous espérons en tirer cette conclusion, qu'il faut agir.

Le traitement sera notre dernier chapitre ; nous montrerons par quels moyens on peut arriver à la cure radicale du pied bot accidentel, soit par des moyens simples, massages, appareils, soit par la ténotomie et l'électrisation.

Nous rappellerons que les chirurgiens étrangers sont beaucoup plus hardis que nous, qu'ils font des résections dans des cas rebelles, à la vérité, et des opérations qui ne sont pas encore adoptées en France, et qui, si elles l'étaient par les chirurgiens, pourraient bien être repoussées par les malades.

Nous formulerons nos conclusions brièvement, dans un sixième chapitre, et nous terminerons par un index bibliographique.

Tel est brièvement le plan de cet ouvrage ; nous espérons, qu'en raison même de nos modestes prétentions, la bienveillance de nos juges ne nous fera pas défaut.

CHAPITRE I.

ANATOMIE ET PHYSIOLOGIE.

Notre intention n'est pas de donner ici un long exposé de l'anatomie et de la physiologie des articulations du pied et de leurs mouvements. Ce serait sortir des limites que nous nous sommes imposées. Nous nous contenterons d'appeler l'attention sur celles de ces articulations qui, à notre avis, jouent le principal rôle dans les déviations secondaires du pied. C'est ainsi que nous montrerons les mouvements normaux qui peuvent se passer dans les articulations tibio-tarsiennes, astragalo-calcanéennes, astragalo-scaphoïdiennes et calcanéo-cuboïdiennes.

Pour cela faire, nous ferons de larges emprunts au cours professé cet hiver, à l'Ecole pratique, par notre excellent chef des travaux anatomiques, M. le professeur agrégé Farabeuf, qui a bien voulu, avec son obligeance habituelle, mettre à notre disposition, et ses notes et les diverses pièces qui lui ont servi aux démonstrations.

C'est ce qui nous permettra d'indiquer quelques aperçus nouveaux sur le jeu et le mécanisme du pied, si difficiles à comprendre et à expliquer.

Qu'il me soit donc permis de remercier ici mon excellent maître, M. Farabeuf.

Avant d'entrer dans les détails des articulations, disons que nous considérons le pied comme formé de deux parties. L'une, l'astragale, qui établit la connexion avec la jambe ; l'autre, formée de tout le reste du pied qui, nous le démontrerons, se meut sur l'astragale.

Articulation tibio-tarsienne, ou astragalo-jambière, ou sus-astragalienne. — La poulie de l'astragale est emboîtée par la mortaise tibio-péronière, mais cette poulie est plus large en avant qu'en arrière, et on peut dire que, lorsque le pied est à angle droit sur la jambe, toutes les surfaces touchent ; la tendance à l'écartement des malléoles se produit donc dès que commence la flexion.

Au contraire, dans l'extension, l'astragale se trouve de moins en moins serré ; de plus, il existe sur la lèvre externe de cette poulie, une sorte de biseau qui paraît être le résultat de l'empreinte du ligament péronéo-tibial postérieur, d'où un vide, pour ainsi dire, qui se produit dans l'extension, mais qui est comblé par un peloton adipeux.

Quels sont les moyens de fixité et dans quelle proportion permettent-ils le mouvement?

A la partie antérieure, comme à la partie postérieure, ce sont des tractus ligamenteux sans importance ; toute la solidité est assurée par les ligaments latéraux.

Du côté du péroné, nous trouvons un ligament qui se porte en avant et qui va, du bord antérieur de la malléole péronière, à la partie antérieure de la facette latérale externe articulaire de l'astragale ; il est aplati, quadrilatère, un peu oblique en dedans.

Un second ligament va de la malléole externe à l'astragale, mais il se dirige presque transversalement, un peu en bas et en arrière, pour aller de la fossette de la malléole vers cette crête qui limite, sur l'astragale, la gorge dans laquelle glisse le tendon du fléchisseur propre du gros orteil ; il est formé de deux plans de fibres ; le plan superficiel est à peine antéro-postérieur, mais le plan profond est beaucoup plus oblique, car son insertion à la malléole se confond en partie avec l'insertion du ligament péronéo-astragalien antérieur.

Nous négligeons à dessein le ligament moyen ou péronéo-calcanéen ; nous y reviendrons. Son rôle ne commence que dans le jeu de l'articulation astragalo-calcanéenne.

Passons au côté interne.

Les auteurs décrivent un seul ligament, mais à fibres disposées sur trois plans : deux superficiels ; l'un antérieur, l'autre postérieur, le troisième profond.

Le postéro-superficiel part de la pointe de la malléole en s'insérant sur la face cutanée, et se divisant en deux faisceaux ; il va d'une part, à un gros tubercule situé sur l'astragale à la réunion de ses faces interne et postérieure ; et d'autre part, à la petite apophyse du calcanéum.

L'antéro-superficiel, plus mince, va du bord antérieur de la malléole à l'os sésamoïde du ligament calcanéo-scaphoïdien inférieur.

Ces deux ligaments sont longs.

Le ligament profond au contraire est court, volumineux, et va, d'avant en arrière, d'une facette concave que présente le sommet de la malléole jusqu'à une empreinte rugueuse, située à l'extrémité postérieure de la face interne de l'astragale.

La malléole interne est courte ; tous les ligaments qui en partent sont donc obliques en bas.

Ainsi solidement retenus, quels sont les mouvements qui vont se passer entre ces os ?

Et d'abord, il faut nous entendre sur la signification des mouvements. Comme M. le professeur Sappey, nous entendons par flexion le mouvement par lequel la face dorsale du pied se rapproche de la face antérieure de la jambe.

Dans la flexion, l'astragale va glisser d'avant en arrière,

or dans ce mouvement les facettes latérales s'appliqueront de plus en plus aux malléolles qu'elles tendront à écarter, et ainsi sera limité ce mouvement; mais en outre, il faut tenir compte des ligaments.

Le péronéo-astragalien antérieur se relâchera, mais le postérieur se tendra, ainsi que le tibio-astragalien ou faisceau profond du ligament latérale interne. Tous ces ligaments sont courts, épais, peu obliques, d'où limitation rapide des mouvements.

Daus l'extension, c'est l'opposé : les surfaces osseuses en favorisent l'amplitude, les ligaments antérieurs sont longs, obliques ; aussi, grand mouvement ; le péronéo-astragalien antérieur se tend le premier.

Dans ces deux mouvements, l'astragale joue par rapport à la mortaise, comme autour d'une tige transversale qui passerait par le sommet de la malléole interne ; c'est du reste le mécanisme de l'articulation du squelette artificiel.

Se passe-t-il d'autres mouvements? L'astragale peut-il se porter en avant ou en arrière ; y a-t-il en un mot un mouvement de tiroir? La description des ligaments va servir à expliquer les faits.

Du côté interne, l'astragale fortement fixé par le plan profond du ligament latéral interne, court et épais, n'ira certainement pas en arrière; un léger glissement en avant sera possible, car de cette façon on rapprocherait les insertions de ce ligament, dirigé en bas et surtout en arrière.

Du côté externe, au contraire, l'astragale est compris entre les deux branches d'un V, pour ainsi dire, dont la pointe est formée par l'insertion commune des ligaments péronéo-astragalien antérieur et péronéo-astragalien postérieur (faisceau profond) ; il est donc maintenu solidement, car ces faisceaux sont courts, peu obliques, et il ne pourra se porter ni en avant ni en arrière.

C'est en effet ce qu'il est facile de voir, si on saisit la pointe du pied ; on peut produire l'abduction, mais très peu d'adduction, le pied tournant autour d'un axe qui passerait entre la malléole externe et la facette correspondante de l'astragale ; et ces mouvements, très limités quand le pied est à angle droit, auront d'autant plus d'amplitude que le pied sera plus étendu.

Mais, dans aucun de ces mouvements, les facettes articulaires ne s'abandonnent ; aussi, dans les déviations du pied que nous nous proposons d'étudier, y a-t-il peu de changements dans cette articulation.

Nous dirons donc que, dans l'articulation sus-astragalienne, il peut y avoir flexion, extension, abduction et très peu d'adduction.

Quant au mouvement de rotation, autour de l'axe de l'astragale, il est absolument nul même dans l'extension la plus forcée.

Articulation sous-astragalienne ou calcanéo-astragalienne. —Les surfaces articulaires nous arrêteront plus longtemps, car, de leur étude attentive et raisonnée, découlent des conséquences très importantes au point de vue des mouvements.

Le calcanéum présente, dans la moitié antérieure de sa face supérieure, deux facettes articulaires. L'une antérieure, l'autre postérieure.

Celle-ci est la plus grande ; elle correspond au milieu du corps de l'os, regarde en avant, en dehors ; elle est convexe d'avant en arrière, comparable à un cône dont le grand rayon serait externe et postérieur, de sorte que la convexité s'efface en arrière et en dehors ; elle présente, à une facette correspondante de l'astragale, une sorte de plan incliné sur lequel peut se faire un léger glissement, qui, à cause de l'obliquité, se transformera en mouvement de rotation du pied.

Cette facette est séparée de la facette antérieure, quelquefois divisé en deux, par un large fossé où s'insère un fort ligament sur lequel nous reviendrons.

La facette antérieure est, avons-nous dit, souvent divisée en deux par une échancrure, étroite en dedans et en avant, large en dehors ; la facette interne présente une surface concave, mais inclinée parallèlement à la convexité de la grande surface postérieure.

La facette externe et antérieure est au contraire plus relevée. L'astragale, de son côté, présente une grande surface postérieure, qui s'applique sur le plan incliné convexe postérieur du calcanéum, et deux autres facettes antérieures. L'une, l'interne, est manifestement séparée du reste de la tête astragalienne par une crête très saillante. L'autre, l'externe, fait plus directement partie de la tête, tout en présentant aussi une crête de séparation d'avec le reste de la tête astragalienne, moins visible à la vérité.

On voit donc que l'astragale et le calcanéum présentent deux articulations, l'une antérieure, l'autre postérieure, séparées, je le répète, par une échancrure très profonde et très large en dehors, plus étroite en dedans.

Cette rainure est comblée par un ligament interosseux, décomposable en deux parties, antérieure et postérieure ; ce sont deux haies de tissu fibreux dont la postérieure, formée de fibres très courtes et fortes, est oblique en haut et en arrière ; mais les fibres de la haie antérieure sont très obliques et plus longues, surtout en dehors au point le plus large de l'échancrure entre l'astragale et le calcanéum. Donc, s'il y a des mouvements, ils seront très limités ou nuls en dedans, possibles du côté externe.

Outre ce ligament, rappelons ici le ligament péronéo-calcanéen, qui va du sommet de la malléole externe vers la face externe du calcanéum, assez oblique d'avant en arrière, rappelant l'obliquité de la haie interosseuse, dont il suit le bord externe, à quelques millimètres en arrière.

Rappelons, en outre, les parties longues et superficielles du ligament latéral interne, et voyons ce qui se passe dans cette double articulation.

Rien qu'en examinant le ligament inter-astragalo-calcanéen, disait M. Farabeuf dans son cours, on pourrait prédire ce qui va se passer.

Le calcanéum va se mouvoir sur l'astragale comme autour d'un axe vertical qui passerait par l'extrémité interne de l'échancrure qui comble ce ligament; immobilisés de ce côté par la brièveté des fibres, les deux os pourront seulement glisser l'un sur l'autre du côté externe, les fibres étant là plus longues.

Le calcanéum pourra-t-il glisser d'avant en arrière Difficilement, car l'obliquité des fibres est opposée à ce mouvement; au contraire elle favorise le mouvement opposé. Donc, l'abduction sera difficile, l'adduction facile. Mais aura-t-on des mouvements directs, c'est-à-dire la pointe du pied ira-t-elle directement en dedans ou en dehors ? C'est ce qui aurait lieu évidemment si les surfaces articulaires étaient planes; mais nous avons insisté sur leur obliquité, sur ce plan incliné du calcanéum. Que va-t-il donc se passer? En même temps que le calcanéum glissera d'arrière en avant, il sera obligé de descendre, de suivre la pente de son plan incliné, d'où abaissement de son bord

externe, torsion du pied en dedans et adduction, par pivo-
tement du calcanéum, autour de son axe longitudinal. Le
mouvement du calcanéum entraîne tout le reste du pied ;
c'est ce qu'on montre bien en faisant l'expérience suivante :
On immobilise l'astragale dans sa mortaise à l'aide de quelques clous ; cela fait, on imprime des mouvements au
talon dans divers sens, et on voit que l'adduction seule est
possible, fatalement liée à la rotation en dedans.

Articulations pré-astragalienne. — Nous serons très
bref, les auteurs s'accordant sur ce point, pour dire que
la flexion ou l'extension y sont nulles ou très limitées, que
l'adduction et l'abduction y sont au contraire possibles.

L'aspect de la face articulaire de la tête astragalienne le
faisait préjuger ; elle est étendue, en effet, obliquement de
haut en bas, et de dehors en dedans, et présente des crêtes
dont l'obliquité, parallèle à ce grand axe, la sépare en trois
facettes :

1° L'une pour le scaphoïde ;

2° L'autre pour le fibro-cartilage qui agrandit l'articulation ;

3° Une inférieure pour l'articulation calcanéenne.

Donc l'avant-pied se meut sur l'astragale, suivant une
ligne oblique de haut en bas, de dehors en dedans.

D'où, dans l'adduction, abaissement de la pointe du pied ;
dans l'abduction, légère élévation du bord externe.

Les muscles, qui font entrer en jeu ces articulations, sont
insérés à la jambe en haut, divisés en trois régions : antérieure, externe et postérieure. Ils se réfléchissent en partie, au niveau du coup de pied, et ont une action que Bouvier et Duchenne de Boulogne ont bien mise en lumière. Pas
un de ces muscles ne produit soit la flexion, soit l'extension

pures : il se joint toujours un certain degré d'abduction ou d'adduction. Il faut donc une synergie parfaite entre ces groupes, l'un devant corriger l'autre. C'est absolument le même mécanisme qui régit les mouvements du globe oculaire. Ainsi le triceps produit l'extension, mais l'extension avec adduction ; il provoque le glissement du calcanéum dans son articulation sous-astragalienne ; il est corrigé par le long péronier latéral qui, seul au contraire, provoquerait l'élévation du bord externe du pied. Le jambier postérieur est surtout adducteur, quoique aussi extenseur.

Le jambier antérieur est fléchisseur, mais adducteur par opposition aux extenseurs propres et communs des orteils, qui sont abducteurs.

Chacun de ces muscles est indispensables à la conservation d'une bonne attitude du pied, et nous verrons que leur équilibre, rompu pour une cause quelconque, entraîne précisément les déviations que nous avons pour but d'étudier.

CHAPITRE II.

ÉTIOLOGIE ET CLASSIFICATION.

La question du pied bot accidentel ne tient guère, dans les auteurs qui ont traité ce sujet, qu'une place très secondaire, et ce n'est jamais que, sous une force dubitative, qu'ils posent les règles du traitement.

C'est ainsi que Bouvier, dont l'autorité en cette matière ne peut être contestée, n'indique le traitement qu'à propos du pied bot paralytique ; et, après avoir rappelé la lutte que soutint Malgaigne en 1843 sur la ténotomie, il se borne à dire qu'on pourra l'employer si la marche doit être plus facile, ou si on craint que la déviation, abandonnée à elle-même, n'arrive à l'entraver.

Les autres sont aussi brefs sur ce sujet, et, s'ils donnent une classification des divers pieds bots accidentels, elle ne repose sur aucune observation précise, et partant se trouve défectueuse et incomplète.

Nous allons donc tâcher de combler cette lacune, en groupant les divers faits que nous avons observés, et en utilisant ceux que nous avons pu trouver dans les divers recu

Comme nous l'avons montré dans le chapitre où nous avons exposé les quelques notions anatomiques que nous avons cru devoir décrire, pour la compréhension plus facile de ce travail, il faut, pour que l'attitude du pied soit normale, que les quatre conditions suivantes soient remplies :

1º Etat normal des téguments ;

2º Egale longueur des deux membres ;

Routier.

2

3° Intégrité des articulations ;

4° Equilibre parfait entre les groupes musculaires.

Et on pourrait affirmer que cette dernière proposition est applicable à la plupart des cas ; c'est la résultante, pour ainsi dire, des trois autres.

Reprenons, une à une, chacune de ces conditions :

1° *Intégrité des téguments.*— Est-il besoin d'insister sur ces cicatrices rétractiles qui suivent les brûlures et que les divers appareils sont souvent impuissants à modifier ? Il se passe ici ce qu'on voit arriver au cou en pareil cas, et il se produit un pied bot accidentel, tout comme il survient un torticolis secondaire dans les accidents auxquels nous faisons allusion.

Ici, la déviation ne peut être nullement prévue, rien ne peut faire préjuger la situation que prendra le pied ; tout est subordonné au siège de la brûlure et à son degré. Disons cependant que la difformité sera d'autant plus grande que le sujet sera plus jeune, au moment de l'accident.

Chez le malade, qui fait le sujet de l'observation I, la brûlure remontait à l'âge de 3 ans ; aussi la difformité, qu'on n'avait jamais essayé de combattre, était-elle incurable.

Mais nous croyons que, prévenu de ce qui peut arriver, on pourrait, pendant l'évolution de la brûlure, s'opposer autant qu'il est possible à la déviation, et essayer, dans tous les cas, si elle s'est produite, la section des brides cutanées, combinées, au besoin, avec l'autoplastie.

Ce sont des cas heureusement fort rares, et ce n'est pas là ce que nous avons principalement en vue ; si nous en avons parlé, c'est simplement pour tâcher d'être complet.

2° *Egale longueur des deux membres.* — Ceci nous arrêtera plus longtemps. Nos observations nous permettent d'indiquer, comme causes de raccourcissement d'un membre : *A.* des affections articulaires, *B.* des affections des os.

A. Parmi les affections articulaires, la coxalgie tient le premier rang, qu'il y ait ou non luxation pathologique. Cela tient aux attitudes vicieuses et à l'atrophie du membre qui accompagnent toujours cette affection ; c'est là un point trop négligé par les auteurs, et sur lequel M. Berguien, dans sa thèse inaugurale (1877) a particulièrement attiré l'attention. Il signale l'atrophie du membre, dans un très grand nombre d'observations de coxalgie qu'il a puisées à l'hôpital de Berk, atrophie qui porte, non seulement sur les masses musculaires, mais encore sur le squelette.

Nous n'avons pas à discuter ici la pathogénie de cette atrophie, contentons-nous de constater qu'elle existe. Outre cette cause de raccourcissement il faut tenir compte des attitudes vicieuses qui accompagnent fatalement l'affection et qui persistent dans bien des cas, alors même que la marche peut s'effectuer.

Nous avons observé, au bureau central, un homme qui, à la suite d'une ankylose angulaire du genou, avait un raccourcissement et marchait sur le bout du pied.

B. Prenons maintenant les lésions traumatiques du squelette. Voici, par exemple, dans notre observation 5, un malade qui a présenté la déviation du pied consécutive à une fracture.

Cette fracture congénitale fut soignée par M. Marjolin. Elle entraîna un arrêt de développement du membre qui, depuis, est toujours resté plus court.

Le résultat est toujours le même, au point de vue de la situation du pied pendant la marche ; le membre est raccourci, le malade pour l'allonger étend son pied et marche sur le talon antérieur ; pour cela, son triceps est dans un état presque permanent de contraction, et peu à peu cette contraction se change en contracture.

Ce qui se passe ici, sous l'influence que la volonté exerce sur le muscle se présente dans des conditions presque identiques dans les cas de contraction réflexe si souvent observés dans les muscles voisins des articulations enflammées. On sait du reste qu'au bout d'un certain temps. quelquefois très court, les muscles ainsi contracturés subissent la dégénérescence graisseuse.

On passe donc par trois étapes successives :

1° Contraction ;

2° Contracture ;

3° Raccourcissement des muscles.

C'est, en suivant cet ordre, que nous arriverons à avoir dans presque tous les cas de raccourcissement d'un membre une déviation du pied, toujours la même, qui deviendra fatalement irréductible par suite du raccourcissement des extenseurs.

Broca, dans ses nombreuses présentations de pieds bots faites à la Société anatomique (1849-1851), discutait, sur 13 cas qu'il avait disséqués, les causes de la déviation. Pour lui, il y aurait d'abord atrophie graisseuse d'un groupe musculaire, contraction et contracture des antagonistes qui, ayant pendant longtemps leurs deux points d'insertion rapprochés, se raccourcissent.

Il insiste beaucoup sur ce fait et combat l'idée de rétraction fibreuse, état des muscles qu'il n'a jamais rencontré.

Il ne s'explique pas sur la cause de l'atrophie graisseuse.

Nous croyons que l'immobilité longtemps prolongée est bien de nature à la produire. Comme du reste l'ont bien montré Le Fort et Valtat, quand une articulation est malade, la paralysie précède souvent l'atrophie dans le groupe musculaire voisin, et cette atrophie consécutive est souvent plus tard le seul obstacle au rétablissement des mouvements.

3° *Intégrité des articulations*. — Les pieds bots, de cause purement osseuse, dit Bouvier, sont très rares ; ils succèdent à la destruction des os par la carie ; le rapprochement des os, restés intacts, incline nécessairement le pied du côté malade, les muscles ne se rétractent que consécutivement ; on comprend qu'une tumeur osseuse pourrait produire le même effet en sens inverse.

Notre observation 7 est un exemple de talus pied creux consécutif à une carie de l'astragale.

La déviation ici ne peut être prévue, et la direction que prendra le pied sera commandée par le siège de la destruction osseuse.

C'est l'application de ce principe qui a suggéré à Voes Lesser, à Edouard Lund, à Schede-Mensel, à Little, l'idée de ces résections partielles ou totales des os du tarse, pour remédier à certains cas rebelles de pieds bots.

A ces causes, Bouvier ajoute, comme pouvant produire des déviations du pied, la laxité ou la rétraction des ligaments, et ceci sous l'influence du rhumatisme et de la goutte.

« Les ligaments, dit-il, peuvent se raccourcir dans des arthrites chroniques, dans le rhumatisme, la goutte, et dévier le squelette du pied en rapprochant leurs deux attaches ; mais on observe plus souvent l'allongement, le relâchement des ligaments du pied; il coïncide ordinairement avec la faiblesse des muscles. »

Pour pouvoir admettre qu'une pareille cause produise un pied bot, nous aurions voulu nous appuyer sur des faits ; nous devons dire que, non seulement nous n'en avons pas par devers nous, mais que ni Bouvier ni les autres auteurs n'en rapportent un seul cas.

La dernière phrase du paragraphe que nous lui avons emprunté nous fait penser que les muscles sont surtout en cause, et il nous semble plus naturel d'attribuer ces pieds bots à une influence musculaire qu'à cette prétendue rétraction des ligaments qui nous paraît fort hypothétique. Ici encore on pourrait invoquer le retentissement sur les muscles (Valtat), voisins d'articulations malades. Nous allons voir, en effet, que les muscles occupent la plus large part dans les causes de déviation du pied.

4° *Equilibre parfait entre les groupes musculaires*. — A l'état normal, nous savons que les muscles sont dans un état de tension permanente due à l'influence inconsciente du système nerveux, c'est ce qui constitue l'état de tonicité, d'où dépend l'attitude normale des membres au repos.

On sait que les muscles de la partie postérieure de la jambe l'emportent en nombre et en volume sur ceux de la région antérieure, et on s'explique ainsi aisément comment pendant le sommeil le pied est légèrement étendu. Qu'une cause quelconque modifie la tonicité d'un de ces groupes musculaires, il va en résulter un défaut d'équilibre entre les deux puissances antagonistes, et une déviation en sera la conséquence. Nous allons donc passer maintenant en revue les causes qui peuvent intéresser directement l'intégrité des muscles.

A. *Paralysie infantile.* — C'est avec intention que nous plaçons au premier rang la paralysie infantile qui est la cause la plus fréquente des déviations du pied. Depuis la thèse de Laborde, 1864, ces faits sont bien connus; nous devons dire cependant que les avis étaient loin d'être unanimes, surtout à l'égard du traitement, les uns conseillant la ténotomie, les autres la rejetant absolument.

Nous n'insisterons pas davantage sur ce point qui a été spécialement traité par M. Ulcoq dans sa thèse inaugurale (1881), dont nous acceptons du reste les conclusions.

Rappelons seulement que la déformation la plus habituelle est le varus équin, et que la ténotomie est spécialement indiquée dans ce cas.

Nous ne discuterons pas ici le mode d'action de la paralysie infantile sur les muscles de la jambe, c'est la même qui se produit dans tous les groupes musculaires où elle se localise : à la paralysie succède l'atrophie, les muscles sains prédominent alors et dévient dans leur sens les parties auxquelles ils s'insèrent. Au bout d'un certain temps la contracture succède à la contraction simple, et entraîne l'irréductibilité.

Ces faits sont si communs que nous n'avons pas multiplié les exemples, nous nous bornons à donner six observations dans lesquelles la nature de l'affection ne laisse aucun doute, et nous donnons le résumé succinct de quatorze observations empruntées à divers auteurs, et qui nous semblent venir corroborer notre manière de voir à l'égard du traitement.

Les résultats obtenus dans les cas où la ténotomie a été employée sont de nature à justifier, ce nous semble, son application dans tous les cas, et nous croyons que les malades qui font le sujet de nos observations personnelles n'auraient eu qu'à bénéficier de ce mode de traitement. C'est précisément la vulgarisation de la méthode que nous avons en vue dans ce travail, comme nous le formulerons du reste en détail au chapitre Traitement.

B. *Lésions intrinsèques des muscles*. — Nous rangeons dans ce paragraphe toutes les maladies propres aux muscles, myosites de quelque nature qu'elles soient.

Tout d'abord les myosites traumatiques qui, d'après Strauss (in Dictionnaire de médecine et de chirurgie pratiques), peuvent donner lieu à une réparation souvent fibreuse, et quelquefois à des dégénérescences du muscle en totalité.

Du reste, la dégénérescence du muscle n'est pas absolument nécessaire pour expliquer son raccourcissement, elle manque dans beaucoup de cas de contracture, et Dally dans un mémoire lu au congrès de l'association française pour l'avancement des sciences 1874, a montré que lorsque les deux points d'insertion d'un muscle sont rapprochés, il se fait une rétraction par adaptation, qui plus tard, il est vrai, peut dégénérer en scléro-adipose interstitielle.

C'est ce qui arrive dans les cas de lésions articulaires, dans les paralysies musculaires limitées, dans les amyotrophies.

Nous sommes sûr d'avoir vu un malade porteur d'un pied bot varus équin consécutif à l'évolution d'une gomme du jumeau interne ; il nous a été malheureusement impossible de retrouver l'observation.

Broca d'autre part, dans ses diverses communications à la Société anatomique (1847, 1849 et 1851), cite plusieurs exemples de pieds bots consécutifs à l'atrophie graisseuse d'un ou de plusieurs muscles, sans qu'il soit possible de trouver la cause de cette dégénérescence.

Nous présentons quelques observations de cas imputables à la myosite traumatique.

Ajoutons encore que dans la paralysie pseudo-hypertrophique de Duchenne le pied bot varus équin est placé au rang des symptômes.

C. *Lésions de voisinage.* — Qu'une inflammation survienne dans le voisinage d'un groupe musculaire de la jambe, il pourra se produire secondairement un travail analogue à la myosite dont nous parlions tout à l'heure. Les observations qui le prouvent ne sont pas absolument rares.

Nous en présentons une, tirée du *Médical Record*, où la cause d'un pied bot irréductible, qui nécessita la ténotomie, ne peut être attribuée qu'à un ulcère variqueux de la jambe.

Nous en avons observé un cas consécutif à une lymphangite et enfin nos observations 19, 20, 21 montrent trois malades qui à la suite d'abcès froids multiples de la jambe, ont vu survenir des déviations du pied.

Ces faits nous semblent devoir être rapprochés les uns des autres sans qu'il nous soit cependant possible d'affirmer à quel genre de processus on a eu affaire; quoi qu'il en soit il y a eu déviation et on ne peut invoquer d'autre cause que celle que nous rapportons.

D. *Lésions des nerfs.* — On aurait pu prévoir que la lésion du nerf qui anime un muscle, entraînant sa paralysie, doit provoquer la déviation en sens inverse de l'action du muscle paralysé, c'est ce qui arrive, en effet, comme on peut le voir dans l'observation 23 empruntée à Delpech.

F. Martin, dans un mémoire lu à l'Académie de médecine en novembre 1836, rapporte le cas d'un pied bot accidentel survenu chez un blessé des journées de juillet ; une balle avait traversé l'espace interosseux de la jambe, Dupuytren et Arnal avaient constaté la blessure des nerfs de la région.

Dans le même ordre d'idées je puis rapporter un cas qui s'est présenté à mon observation, c'était un militaire qui, à la suite d'un coup de pied de cheval reçu sur le voisinage de la tête du péroné, avait eu une paralysie des muscles antéro-externes, paralysie pour laquelle il était envoyé à l'hôpital militaire de Barèges et qui avait été suivie de rétraction du triceps et de pied bot varus équin.

E. *Attitudes vicieuses.* — Nous entendons grouper sous ce titre toutes les déviations consécutives à des rétractions musculaires survenues sans lésion primitive. Les faits abondent ; nous ne citerons que les cas les plus dignes d'appeler l'attention, d'autant mieux que la pathogénie de la déviation nous semble être ici la même que dans les cas de raccourcissement des membres dont nous avons déjà parlé.

F. Martin (loco citato) parle de pieds bots professionnels et cite, mais sans observation à l'appui, les tailleurs, les danseurs, etc., comme prédisposés aux déviations du pied.

Camper, bien avant, en 1781, dans une dissertation sur la meilleure forme de souliers, dit que les dames qui ont longtemps porté de hauts talons et qui veulent les abandonner, souffrent dans le mollet à cause du raccourcissement des muscles de la région.

Onimus, dans un travail plus récent, a repris la question et a constaté la réalité de la contracture des jumeaux du soléaire et des péroniers. Il l'attribue à un réflexe dont le point de départ serait une arthrite de l'articulation calcanéo-cuboïdienne.

Quelle que soit l'explication, ce qu'il y a de certain c'est qu'on a observé la déviation qui nous occupe.

Tous les auteurs s'accordent à voir dans l'usage prolongé des béquilles trop longues une cause de pieds bots équins secondaires.

Duval, dans son traité pratique du pied bot, rapporte le cas d'un laboureur de Picardie qui, s'étant blessé au talon avec un éclat de verre, avait continué à se servir de son membre. Il marcha pendant six mois n'appuyant le pied malade que par l'extrémité antérieure du métatarse.

Au bout de ce temps cette attitude, d'abord volontaire, était devenue irréductible et il avait un équin qui nécessita la ténotomie.

Dans le même ouvrage l'auteur cite son propre exemple. A l'âge de vingt ans il eut une gastro-entérite qui dura fort longtemps et lui fit garder le lit plusieurs mois pendant lesquels les douleurs violentes qu'il ressentait le forcèrent à rester dans une attitude presque fixe; il avait, dit-il, constamment les cuisses fléchies sur le bassin, les jambes fléchies sur les cuisses et les pieds dans l'extension.

Quand il put se lever, il eut beaucoup de peine à corriger cette attitude, et pour les pieds notamment il ne fallut pas moins de deux ans d'exercice pour leur rendre tous leurs mouvements.

L'auteur fait observer qu'il étudiait déjà la médecine à cette époque, ce qui lui valut probablement de ne pas laisser aggraver cette situation.

Tout porte à croire que sans le traitement rationnel qu'il employa de bonne heure, la contracture des muscles serait devenue plus intense, et par conséquent impossible à corriger sans opération.

Enfin tout le monde sait qu'il est fort important, quand on immobilise le membre inférieur, de mettre exactement le pied à angle droit sur la jambe ; l'oubli de ce précepte a bien des fois occasionné des déviations qui souvent prolongent de plusieurs mois la cure radicale de l'affection primitive.

Pour nous résumer, nous croyons devoir grouper sous forme de tableau synthétique toutes les conditions qui d'une part sont nécessaires au maintien de l'équilibre normal du pied, et toutes les causes qui, d'une manière ou d'une autre, peuvent le rompre.

Nulle part nous n'avons trouvé de classification qui présentât un cadre dans lequel on pût faire rentrer les diverses variétés de pieds bots accidentels, et si nous avons réussi, par le tableau qui suit, à combler cette lacune, nous aurons rempli le but que nous nous sommes proposé en commençant ce travail.

Conditions de l'équilibre normal du pied.	Causes qui le détruisent.
1° Etat normal des téguments.	{ Cicatrices vicieuses.
2° Egale longueur des deux membres.	{ A. Affections articulaires. Coxalgie. B. Affections des os. { Fractures mal consolidées ; ostéites diverses de la jambe.
3° Intégrité des articulations du pied.	{ A. Tumeur blanche. B. Carie des os du tarse. C. Ligaments ? D. Rhumatisme chronique?

4° Equilibre parfaite entre les divers groupes musculaires.

A. Paralysie infantile.

B. Lésions intrinsèques des muscles.
- Atrophie graisseuse.
- Gommes.
- Myosites simples ou suppurées.

C. Lésion de voisinage.
- Ulcères.
- Abcès.
- Lymphangites.

D. Lésion des nerfs.
- Contusion du sciatique.
- Plaies des nerfs de la jambe.

E. Attitudes vicieuses.
- Professionnelles.
- Par béquilles.
- Par hauts talons.
- Par appareils inamovibles, etc.

CHAPITRE III

OBSERVATIONS

OBSERVATION I (personnelle).

Déviation du pied gauche consécutive à une cicatrice de
brûlure.

X... âgé de 49 ans, vient au bureau central demander un soulier
orthopédique, son pied gauche est absolument dévié, il marche sur
le talon et plus spécialement sur la face postérieure du calcanéum.

A l'âge de 3 ans, il eut toute la face dorsale du pied et la partie
inférieure de la face externe de la jambe brûlées profondément.

A la suite de la rétraction cicatricielle, les orteils se sont soudés
ensemble, et la face dorsale du pied est venue s'accoler à la face
externe de la jambe, l'axe du pied est devenue presque parallèle à
l'axe de la jambe, le gros orteil est soudé en face la crête du tibia.
Il marche comme sur un pilon avec une bottine dont la semelle
ronde et épaisse rétablit l'équilibre entre les deux membres, le
côté du pied dévié étant un peu plus court.

On ne peut songer dans ce cas à aucune intervention active.

OBSERVATION II (personnelle).

Atrophie du pied gauche, équin en partie réductible, atrophie du
membre correspondant et luxation iliaque, suite de coxalgie.

F... petit garçon de 13 ans, orphelin, ce qui nous prive de quelques renseignements. Nous apprenons cependant qu'il est entré à
l'hôpital des Enfants-Malades à l'âge de 7 ans pour une coxalgie
gauche ; avant cette époque il se portait bien.

A l'hôpital on le mit dans un appareil qu'il aurait conservé au moins 7 mois, et depuis, quand il a pu marcher, il a toujours boité.

Le grand trochanter du côté malade est sur le même plan que l'épine iliaque. Le membre tout entier est atrophié, et il offre au moins 7 centimètres de raccourcissement qui pourraient être répartis ainsi qu'il suit: 4 centimètres pour l'ascension du grand trochanter, 3 centimètres pour l'atrophie.

La marche est possible mais avec claudication très prononcée, il appuie seulement sur le bout du pied qui a pris tout à fait l'aspect carré des équins congénitaux. L'articulation médio-tarsienne est très mobile et dans l'état de repos le pied est très cambré.

Le pied lui-même est atrophié, il a au moins 2 centimètres de moins en longueur que celui du côté sain, il est un peu plus large au niveau de l'articulation metatarso-phalangienne.

L'équin est en partie réductible, mais on n'atteint pas l'angle droit.

On se contente de lui délivrer un appareil orthopédique.

OBSERVATION III (personnelle).

Pied bot équin consécutif à une coxalgie.

Jeanne C..., âgée de 17 ans, fut soignée à l'âge de 4 ans d'une coxalgie à droite, et passa successivement plusieurs années à l'hôpital des enfants et à Berk-sur-Mer.

Quatre ans après elle put marcher avec des béquilles, puis avec un appareil à tuteur qu'elle porte encore et auquel est annexé une bottine dont la semelle à cinq centimètres et demi de hauteur au niveau du talon, tandis qu'elle a à peine un centimètre au niveau du gros orteil.

Le pied à l'état de repos est étendu sur la jambe et ne peut être ramené à l'angle droit.

OBSERVATION IV (personnelle).

Pied bot équin gauche succédant à une coxalgie,

R... (Mathilde), âgée de 18 ans, entre dans le service de M. le professeur Verneuil le 4 mars 1881, salle Saint-Augustin, pour une coxalgie gauche.

La première atteinte remonte à l'âge de 12 ans, elle fut alors à l'Enfant-Jésus où on lui mit successivement quatre appareils, silicatés dans l'espace d'un an et demi, elle se rappelle qu'on usa du chloroforme lors de l'application du premier.

Elle passa un an au lit, les six mois suivants elle se levait et marchait avec des béquilles tout en conservant l'appareil, enfin elle supprima l'appareil mais conserva les béquilles encore pendant six mois.

Au bout de ces deux ans elle put marcher sans béquilles, mais elle n'appuyait que la pointe du pied pour éviter la boîterie.

Elle s'est donc cru guérie pendant quatre ans.

Aujourd'hui, elle ressent de nouveau des douleurs dans la hanche malade et c'est ce qui lui fait demander son admission dans la salle Saint-Augustin.

Le membre est raccourci, et, dans la station, elle n'appuie que sur l'extrémité du métatarse.

L'épine iliaque antérieure et supérieure est plus élevée du côté malade ; la cuisse est fortement en adduction.

La déviation du pied est très remarquable, l'équinisme très prononcé est direct, et persiste au lit ; la convexité du dos du pied est très exagérée, le pied est très creux.

Le bout du pied est carré, tous les orteils sont sur la même ligne comme il est si fréquent de le voir dans le pied bot équin congénital. Le pied gauche a 5 centimètres de moins que le droit.

Cette malade a passé presque toute son année dans le service ; on soigna surtout sa coxalgie qui s'était réchauffée, et quand elle est sortie en décembre, elle ne pouvait marcher sans faire usage des béquilles.

Observation V (personnelle).

Varus équin gauche consécutif à une fracture compliquée de l'extrémité supérieure du tibia.

X..., âgé de 35 ans, entre, le 2 juin 1881, salle Broca, n° 44, dans le service de M. le Dr Polaillon pour des blessures qu'il s'est fait dans l'intention de se suicider.

Sa santé avait toujours été très bonne, il avait été soldat et par conséquent ne peut être soupçonné d'avoir eu un pied bot congénital.

En 1872, il est tombé de 45 pieds de haut, ce qui produisit : une fracture de la partie moyenne de la cuisse gauche, une fracture sous-condylienne du tibia à droite, les deux sans plaies.

Il fut porté à l'hôpital de Blois, là, il a eu des phlegmons consécutifs, car il porte des cicatrices.

1° Sur la jambe droite, longue cicatrice blanchâtre résultat d'une incision faite au bistouri rappelant par sa situation l'incision classique de la ligature de la tibiale postérieure un peu remontée.

2° A gauche, sur la cuisse au niveau de l'ancienne fracture à laquelle a succédé une pseudarthrose, une cicatrice déprimée, adhérente aux parties profondes et qui quelquefois donne lieu à un écoulement de pus.

Il a séjourné 24 mois à l'hôpital de Blois, où il parait qu'on fit inutilement plusieurs tentatives pour la guérison de sa pseudarthrose.

Depuis lors, dit-il, il n'a plus marché.

Le membre inférieur gauche nous occupera peu, il est très déformé par la pseudarthrose et l'ankylose du genou qui ont suivi la fracture de cuisse ; plusieurs cicatrices sont visibles sur le pied correspondant, elle sont dues à des eschares qui se sont produites sous les appareils.

Le pied tombe un peu, mais peut être relevé jusqu'à l'angle droit. A droite, lieu de la fracture sous-condylienne les lésions sont plus intéressantes.

Le pied est dans la situation varus équin troisième degré et irréductible. Les orteils sont fortement dans l'extension et le bourrelet sous-métatarsien les déborde même un peu.

Le dos du pied est très voûté, et on voit un durillon suppuré au lieu et place où saille la tête de l'astragale, en avant de la malléole externe.

Le talon est à peine appréciable, il ne fait pas saillie en arrière du tendon d'Achille et paraît déjeté en dedans.

Le seul mouvement volontaire possible c'est un peu d'extension qui en même temps augmente le varus.

Quand avec la main on veut corriger la difformité, on s'aperçoit vite qu'elle est irréductible ; le jambier antérieur, le triceps sont tendus tour à tour par ces efforts et le pied est animé de mouvements de trémulation.

Le malade est mort de ses plaies de poitrine et nous avons pu faire l'autopsie du pied.

Les muscles sont grêles et un peu jaunes; ils étaient déjà trop vieux pour permettre un examen histologique:

Sous la peau, la graisse est abondante, et forme des paquets sous les articulations métatarso phalangiennes et sur la face interne du talon.

Les orteils sont subluxés en arrière, les tendons extenseurs font corde.

Le tendon d'Achille s'insère sur le calcanéum, mais il n'existe pas de séreuse entre l'os et le tendon, et celui-ci paraît être reporté en dedans en même temps que le calcanéum semble avoir fui en haut et en dehors.

Cet os semble raccourci, et de plus courbé de façon à présenter un concavité interne.

Angle saillant au niveau de l'articulation cuboïdienne. Les muscles courts de la plante semblent partir en masse de la tubérosité interne, et les tissus entre cette tubérosité et la malléole interne qui recouvrent les coulisses tendineuses sont lardacés.

L'articulation tibio-tarsienne présente des lésions intéressantes. Les ligaments antérieurs et postérieurs sont épais, lardacés. L'astragale est en abduction forcée et les mouvements sont à peu près nuls.

Le cartilage d'encroûtement du tibia est traversé de droite à gauche par une fissure à bords mousses, il présente comme celui

de l'astragale une couleur rouge; celui-ci offre de plus plusieurs
érosions, surtout sur la lèvre interne de la poulie.

Adhérences nombreuses entre les malléoles et la face latérale de
l'astragale, du côté interne il n'y a plus vestige d'articulation

Au niveau du col de l'astragale, un trou qui communiquait avec
la fistule cutanée.

Le scaphoïde, le cuboïde, dont les cartilages sont aussi malades,
sont subluxés en dedans et en bas, un tissu lardacé épaissit tous
les ligaments.

Articulation sous-astragalienne.

Le calcanéum est immobilisé par rapport à l'astragale ou à peu près,
l est aussi descendu que possible, et ici on voit bien qu'à cause du
plan incliné il a tourné.

L'extrémité de la surface postérieure articulaire de l'astragale le
déborde en arrière.

Ces surfaces paraissent malades, il y a comme des adhérences
vers les parties internes.

Les autopsies en pareille matière sont fort rares. Aussi considé-
rons-nous cette observation comme très précieuse.

D'abord, au point de vue de la formation du pied bot, il nous semble que dans ces cas les muscles ont tout fait; le sujet n'ayant, dit-il,
jamais marché, on ne peut en accuser aucune pression.

D'autre part, les déformations sont tellement caractéristiques
qu'on aurait pu croire avoir affaire à un pied bot congénital, il y a
déformation des os, lésions articulaires.

Le tout, comme on peut le voir, s'est produit chez un sujet bien
constitué qui a été soldat, qui marchait donc très bien; et il a suffi
de huit ans pour amener toutes ces déformations.

Ne nous est-il pas permis ici de faire une petite excursion hors
de notre sujet et de nous demander s'il n'est pas plus rationnel d'admettre que dans le pied bot congénital lui-même, les lésions osseuses ne sont que secondaires? Ces déformations alors que les os
sont encore cartilagineux sont bien plus faciles à expliquer que dans
notre cas où elles existaient cependant très évidentes et ne pouvaient
être attribuées qu'à une cause purement musculaire.

OBSERVATION VI (personnelle).

Equin consécutif à une fracture.

Auguste Q...., âgé de 14 ans, vient au bureau central demander un appareil.

Il aurait eu, au moment de la naissance ou peu après, une fracture du milieu de la diaphyse du tibia dont il fut soigné par M. Marjolin; depuis il a toujours boité.

Le pied malade est plus court, il semble subluxé en dehors, l'interligne tibio-tarsien est fortement dévié de haut en bas, de dehors en dedans, ce qui explique cette attitude.

De plus, le pied est en équin forcé et tout à fait irréductible. M. Duval lui aurait, dit-il, coupé le tendon d'Achille à l'âge de deux ans, mais il n'a pas reçu de soins consécutifs.

M. de Saint-Germain, à la consultation du bureau central, lui propose de venir dans son service pour pratiquer de nouveau la ténotomie.

OBSERVATION VII (personnelle).

Talus consécutif à des ostéites.

Robert V..., âgé de 11 ans, entre le 15 avril 1879 dans la salle Saint-Côme, service de M. le Dr de Saint-Germain, à l'hôpital des Enfants-Malades.

Cet enfant est amené par ses parents pour un déformation du pied qui l'empêche de marcher sans le secours de béquilles, et qui a succédé à une maladie de la région qui remonte à cinq ans.

Au début il aurait eu un gonflement de la région tibio-tarsienne, et surtout du dos du pied ; puis survinrent des abcès qui ont longtemps donné du pus, et dont la cicatrisation remonte à dix mois. On ne peut dire s'il est sorti des fragments osseux.

Le pied est comme fléchi sur lui-même au niveau des articulations médio-tarsiennes, le talon est fortement saillant en bas et dans la station verticale, malgré le flexion de l'avant-pied sur l'arrière-pied, le talon seul porte sur le sol, mais il ne peut appuyer longtemps, et dans tous les cas il ne peut marcher sans appui.

Ce talus est irréductible, et paraît dû à l'effondrement osseux bien plus qu'à la rétraction musculaire.

On lui fait faire un soulier avec hausse-pied et semelle cambrée en dos d'âne, et on conseille l'emploi de l'électrisation pour rendre leur puissance aux muscles qui sont atrophiés.

Observations VIII et IX.

(Bartells. Arch. fur Klinik chirurg., vol. XV).

Bartells a donné dans un mémoire quelques observations de pieds bots consécutifs ; il aurait observé :

A. Un varus-équin à la suite de l'extraction d'un séquestre du tibia ;

B. Un varus équin à la suite d'une fracture du calcanéum et du tibia.

Observation X (personnelle).

Enfant de 4 ans 1/2 qui, après une fièvre qu'il eut à dix-huit mois a toujours boité. — On l'apporte au bureau central.

Le membre inférieur gauche est très atrophié, le pied correspondant est notablement plus petit que l'autre et est carré vers sa pointe. Il ne repose que par l'extrémité du métatarse, il y a en même temps un peu de varus ; la déviation est presque réductible à la main, on conseille la manipulation et un appareil à tuteur.

Observation XI (personnelle).

J..., petite fille de 7 ans 1/2 qu'on amène à la Pitié pour consulter M. le professeur Verneuil.

Elle a eu des convulsions à huit mois ; elle marchait déjà un peu, dit sa mère, mais après cette maladie elle n'a recommencé à marcher qu'à quinze mois ; elle boitait un peu et sa boiterie est allée en augmentant depuis.

Le membre droit est plus petit dans tous ses segments que son homologue, les mouvements sont libre dans l'articulation [coxo-fémorale, sauf pour l'abduction; les adducteurs se tendent tout de suite et limitent bientôt ce mouvement.

L'épine iliaque du côté malade est plus basse et le grand trochanter paraît plus rapproché.

Le pied est dans l'extension quand elle est au repos, on ne peut arriver à le pousser à l'angle droit.

Quand elle marche elle appuie seulement par l'extrémité antérieur du métatarse, les orteils sont sur une même ligne droite.

La voûte est très creuse.

On conseille un appareil.

OBSERVATION XII.

(Morgan Vance. In Medical Record).
Pied bot varus équin paralytique chez une fille de seize ans.
Ténotomie. Guérison en huit mois.

Cette jeune fille a eu dans sa jeunesse une affection qui a déterminé chez elle une hémiplégie du côté droit.

Le pied de ce côté est en varus équin, l'équinisme surtout est très prononcé. Le mollet est très atrophié relativement à l'autre. Elle ne peut fléchir le pied et la difformité est irréductible.

Ténotomie du tendon d'Achille le 9 décembre 1879.

En mars 1880 elle marche et vient se faire électriser.

En août elle est parfaitement guérie.

OBSERVATION XIII.

(Morgan Vance. Loco citato).
Pied bot équin dû à une paralysie infantile. Ténotomie et guérison
en quatre mois.

Enfant mâle de 9 ans qui peut difficilement marcher à l'aide d'un soulier orthopédique.

Le pied est en équinisme très prononcé, et irréductible.

Ténotomie du tendon d'Achille en juin 1879.

En août la guérison est presque complète, comme les tissus de la plante résistent et font un pied creux, on les divise.

Octobre. A la levée de l'appareil il boîte à peine, la guérison est achevée par la faradisation.

(L'auteur donne à l'appui la photographie avant et après, le résultat paraît excellent).

OBSERVATION XIV.

(Morgan Vance. Loco citato).

Pied bot équin varus et creux à gauche. Varus équin à droite d'origine cérébrale ?? Tendon d'Achille gauche et aponévrose plantaire sectionnés. Guérison en cinq mois.

Fr..., garçon, âgé de 10 ans, admis à l'hôpital le 7 juin 1880.

Le poids du corps repose presque en entier sur le pied droit ; le gauche, complètement étendu, appuie sur l'extrêmité des os du métatarse ; les doigts sont en extension forcée ; il marche avec les pieds dans la même position.

Le pied droit, quand il supporte les membres, est en varus équin avec creux plantaire. Ce pied ne peut être fléchi à angle droit. L'aponévrose plantaire est tendue et courte ; les doigts paraissent courts, trappus.

Le pied gauche présente une contracture du tendon d'Achille et du fascia plantaire, les extenseurs des doigts étant aussi contracturés.

Il y a une grande difformité du tarse, sans que les os soient déplacés.

Les réactions électriques sont bonnes sur les deux membres.

Le tendon d'Achille et l'aponévrose plantaire sont tous deux divisés à gauche, ainsi que l'aponévrose plantaire à droite, et on applique des souliers orthopédiques.

14 *juin.* L'enfant marche, le talon reposant sur le sol. Pas de suppuration.

17 *août.* On sectionne les tendons des extenseurs des orteils qui sont redressés, et une attelle de cuir est appliquée sur la face dorsal .

5 novembre. Il est congédié ; il peut fléchir et étendre les pieds normalement. La marche s'effectue bien, même pour les longues distances. Les appareils sont continués quelque temps.

(L'auteur donne des figures, avant et après l'opération, qui indiquent un bon résultat.)

Observation XV (personnelle).

Equin direct du pied droit, consécutif à la paralysie infantile,
récidive.

Louis X..., âgé de 11 ans 1/2, entre le 16 mai 1881 dans le service de M. le professeur Verneuil, salle Michon, n° 11.

Cet enfant fut malade vers l'âge de six mois, et on lui ouvrit un abcès au lieu d'élection de la ligature de la tibiale postérieure, au haut de la jambe droite.

Dès qu'il a su marcher, il n'appuyait son pied droit que de la pointe ; à 3 ans 1/2, il fut envoyé par son médecin à M. le professeur Panas, qui fit la ténotomie et plaça un appareil à tuteur qui acheva la guérison.

Son pied est resté en bonne position et il a pu marcher parfaitement jusqu'à l'âge de 7 ans.

Quatre ans après une guérison complète, il s'est donc reproduit un pied bot ; on se servit tout d'abord d'un appareil orthopédique pendant onze mois, puis on alla consulter divers médecins qui n'ont fait que changer l'appareil.

Enfin, l'enfant vient dans le service du professeur Verneuil, qui se propose de faire la ténotomie.

Le pied est dans l'extension forcée ; le dos fait suite à la face antérieure de la jambe.

L'astragale fait une assez forte saillie directe et il y a, à ce niveau, un calus.

Légers mouvements volontaires de l'avant-pied sur l'arrière-pied.

Le pied est plus petit que son congénère, au moins de toute la longueur de la phalange du gros orteil.

Le calcanéum fait à peine saillie en arrière.

Le pied est très creux, et nous remarquons la coudure brusque dans l'articulation scapho-astragalienne.

Atrophie considérable du membre inférieur; la peau est rugueuse, avec des squammes.

Au repos, dans le décubitus dorsal, les deux épines iliaques sur un même plan, il n'y a vraiment pas de différence en longueur entre les deux membres ; aussi, quand il se met debout pour pouvoir rapprocher le pied malade, il relève son bassin à 10 ou 12 centimètres.

On se dispose à faire la ténotomie.

OBSERVATION XVI (personnelle).

Varus équin, suite de contusion violente de la région antéro-externe
de la jambe gauche.

X..., âgée de 39 ans, entre le 18 août 1880, salle Saint-Augustin, service de M. le professeur Verneuil, suppléé par M. Terrillon.

La roue d'une voiture a passé obliquement sur sa jambe gauche, sans produire de fracture ; mais il y a un vaste épanchement sanguin ; on met la jambe dans une gouttière avec des compresses résolutives. La gouttière fut surveillée tous les jours, ce qui n'empêcha pas que le 24 septembre, quand on leva l'appareil, le pied était en équin varus et irréductible.

On fit des manipulations et la malade est partie presque guérie.

OBSERVATION XVII (personnelle).

Pied bot équin ayant succédé à une lymphangite suppurée
de la jambe.

X..., âgée de 33 ans, domestique, entre le 10 août 1880, dans le service de M. le professeur Verneuil, suppléé par M. Terrillon.

Elle est soignée en ville, depuis un mois environ, pour une lymphangite de la jambe gauche qui a donné lieu à deux abcès le long du tendon d'Achille, abcès dont on voit encore la trace.

L'articulation tibio-tarsienne est dans l'extension ; toute tentative de redressement est douloureuse.

M. Terrillon attribue la déviation à la rétraction du tendon d'Achille qui a succédé à cette inflammation voisine.

On ordonne des bains sulfureux, des mouvements cadencés du pied.

16 *septembre*. Elle sort non guérie, mais très améliorée et en voie de guérison.

OBSERVATION XVIII (Ex. V. Duval).

Pied bot équin consécutif à une contusion de la jambe.

M. F..., à l'âge de trois ans, eut la jambe prise sous la roue d'un cabriolet; elle resta au lit deux mois après cet accident. Quand on la laissa marcher, le talon était à plus d'un pouce du sol.

Quand nous l'avons vue pour la première fois douze ans après, le talon était à cinq pouces de terre; l'avant-pied était fortement dévié en bas, les cunéiformes étaient horizontaux au lieu d'être verticaux.

Je pratiquai le ténotomie du tendon d'Achille en présence de Broussais et de Scoutteten ; six semaines après, la guérison était complète.

OBSERVATION XIX (Ex. V. Duval).

Pied bot consécutif à des abcès de la jambe.

En 1834 nous avons présenté au Bureau central une fille de dix ans qui à la suite de nombreux abcès du membre inférieur (cinq abcès de la jambe) avait un pied bot.

Le talon était à cinq pouces du sol, le tarse faisait une saillie très prononcée en avant, de sorte que les articulations métatarso-phalangiennes sont sur un plan postérieur aux tarso-métatarsiennes. Section du tendon d'Achille malgré l'avis de quelques chirurgiens, section en outre de quelques brides cutanées.

Trois semaines après, le pied reprenait l'aspect normal. Un mois et demi après, le sujet marchait et je le présentai à l'Académie des sciences.

OBSERVATION XX (Ex. V. Duval).

J'ai vu un cas qu'on peut comparer au précédent, à l'hôpital Saint-Antoine, en 1834. Un enfant de cinq ans avait un pied bot équin droit consécutif à des abcès froids du mollet.

Je conseillai la ténotomie.

OBSERVATION XXI (Ex. Duval).

Ch. Piet, âgé de 22 ans. Bonne santé jusqu'à 12 ans; à ce moment, croissance excessive et il reste maladif. A 17 ans, il saute un fossé et ressent une vive douleur dans les deux articulations tibio-tarsiennes qui gonflent.

Celle du côté droit guérit assez vite.

Mais à gauche, abcès sur les deux malléoles et près du tendon d'Achille. Consultation de Marjolin et de J. Cloquet qui conseillent l'amputation.

Le malade ne voulant pas s'y soumettre fait venir Lisfranc qui tente la conservation.

La guérison fut obtenue en dix-huit mois, mais avec un équin irréductible, le talon à trois pouces et demi du sol. Il marcha successivement avec des béquilles et une canne, et vint me voir en 1847.

Ténotomie du tendon d'Achille, le 12 février 1841.

Le 15 *mars*, le sujet marchait bien sans avoir besoin d'aucun appui.

OBSERVATION XXII (Ex. Duval).

J'ai vu chez une jeune fille une très forte déviation du pied irréductible, survenue après la nécrose de la partie postérieure et inférieure du fémur avec abcès dans le mollet.

OBSERVATION XXIII (Ex. Delpech).

Un militaire, frappé par un biscaïen à la cuisse droite, éprouva à la suite une paralysie du péroné, du jambier antérieur, de l'extenseur commun des orteils et de l'extenseur propre du pouce. Il eut ensuite un équin varus.

Observation XXV.

(Ex Medical Record. Morgan Vance).

Pied bot varus équin du pied gauche, consécutif à un ulcère chez une femme de 41 ans. Ténotomie et guérison en trois mois.

11 *août* 1880. Une femme de 41 ans vint d'un département voisin pour être soignée de varices de la jambe gauche; en l'examinant nous fûmes frappés de la déviation du pied. Le varus était presque complet, l'équin tout à fait marqué. Le pied était dans cette situation depuis plusieurs années. Elle avait souffert d'un ulcère variqueux sur la face interne de la jambe, près de la malléole interne, il y avait dix ou douze ans.

A cette époque, elle n'avait guère pu marcher de cinq ou six mois à cause de la douleur causée par l'ulcère; et quand l'inflammation fut tombée le pied était dévié.

La réduction était impossible.

Un durillon et une callosité existant sur le côté externe du pied semblent dus à la marche.

Ténotomie du tendon d'Achille, massage et appareil.

23 *août*. Le pied peut déjà être porté volontairement à angle droit. On place un épais tampon au-dessous du talon pour protéger les tendons et les vieilles cicatrices.

2 *novembre*. La marche s'effectue maintenant avec une claudication à peine appréciable.

La flexion volontaire est normale, la rotation presque parfaite. L'ulcère est cicatrisé par le traitement du premier bandage.

Observation XXV (Ex. Duval).

Un laboureur en Picardie eut le talon blessé par un éclat de verre, pendant six mois il marcha sur le bout du pied, il eût ensuite un pied bot équin irréductible.

Observation XXVI (personnelle).

(Salle Lisfranc, n° 16, service du professeur Verneuil).

M B..., vient pour un genu valgum le 30 *juin* 1880; — elle a subi successivement l'ostéoclasie, puis l'ostéotomie, est restée au lit ou a marché avec des béquilles; alors, elle appuyait seulement le bout du pied, la pression du talon étant douloureuse. Elle a eu à la suite de l'ostéite du fémur, et est dans un appareil inamovible.

Aujourd'hui, *juillet* 1881, elle a un équin irréductible, quand on essaye de le réduire on fait mal au genou et dans les muscles de la partie postérieure de la jambe.

Observation XXVII.

(Due à notre excellent maitre le Dr Terrillon, professeur agrégé, chirurgien des hôpitaux).
Pied bot équin consécutif à un ulcère variqueux.

La nommée D..., âgée de 58 ans, blanchisseuse, entre le 16 juillet dans le service de M. le professeur Verneuil pour un ulcère variqueux qu'elle a depuis vingt ans à la partie interne et inférieure de la jambe droite; il existe aussi une petite ulcération en dehors; le membre est amaigri, et il y a une éruption eczémateuse tout autour.

Cet ulcère s'est ouvert et fermé bien des fois.

Je ne décrirai pas ici cet ulcère qui est manifestement dû à des varices, mais j'insisterai sur ce point qu'elle ne repose en marchant que sur le bout du pied; le mollet est douloureux, et le tendon d'Achille fait une bride postérieure.

L'équin est irréductible.

Nous donnons ici le résumé succinct des observations que rapporte M. Ulcoq dans sa thèse (1880).

Tous les cas sont consécutifs à la paralysie infantile.

1. Varus équin. — Ténotomie du tendon d'Achille par M. le professeur Verneuil. Guérison.

2. Varus équin. — Ténotomie du tendon d'Achille par M. le Dr de Saint-Germain. Guérison.

3. Varus équin. — Traitement orthopédique insuffisant, ténotomie cinq ans après par le Dr de Saint-Germain. Guérison.

4. Varus équin. — Ténotomie quinze ans après par le Dr de Saint-Germain. Guérison après l'emploi d'appareils à tuteurs.

5. Varus équin résistant pendant cinq ans à l'électrisation employée par Duchenne de Boulogne, ténotomie par le Dr P. Bouland, grande amélioration.

6. Varus équin double. — Ténotomie double par Bouvier et P. Bouland. Guérison.

7. Varus équin double, rétraction de l'aponévrose plantaire, section des deux, guérison. (Hergott.)

8. Varus équin, ténotomie, guérison. (Little.)

9. Varus équin à droite, équin valgus à gauche, double ténotomie, guérison. (Adam.)

10. Equin direct, résiste au traitement orthopédique pur, ténotomie, guérison. (Ulcoq.)

11. Varus équin gauche. Traitement orthopédique et électricité insuffisants (Duchenne de Boulogne), ténotomie, guérison.

12. Varus équin double, double ténotomie, guérison avec impuissance relative des muscles. (Laborde.)

13. Varus équin double, traitement orthopédique impuissant, ténotomie, guérison. (Laborde.)

14. Varus équin, ténotomie, guérison. (Ex. thèse Pivain, 1838.)

CHAPITRE IV.

CONSÉQUENCES DE CES DIFFORMITÉS AU POINT DE VUE DE LA MARCHE.

Il résulte de tout ce que nous avons dit que de toutes les déviations accidentelles du pied, la variété la plus commune répond au type varus équin ; cette proposition n'est pas nouvelle, puisque Duval a pu dire qu'elle constituait les neuf dixièmes des cas de pieds bots accidentels.

C'est donc cette variété que nous allons spécialement décrire, tout ce que nous avancerons pouvant d'ailleurs se rapporter à toutes les autres déviations.

On peut, quelle que soit la cause, distinguer deux périodes bien tranchées dans l'évolution du pied bot accidentel.

Dans la première il y a exagération d'un des mouvements qui se passent dans les articulations du pied, le groupe des muscles qui commande ce mouvement permet encore de le corriger soit par la volonté seule, soit par une force extérieure, mais il faut bien savoir qu'abandonné à lui-même, le mal arrivera fatalement à la seconde période.

Alors la contraction longtemps prolongée aura amené la contracture du groupe musculaire et par suite la déviation sera irréductible.

Or on sait que tout muscle affecté de contracture pendant un certain temps subit la dégénérescence granulo-graisseuse, ou tout au moins se raccourcit ; il y aurait donc lieu de distinguer une troisième période dans l'affection qui nous occupe : la période d'atrophie graisseuse des muscles ou de raccourcissement causant l'irréductibilité ; nous croyons pouvoir négliger ce point de vue anatomo-pathologique, et nous plaçant exclusivement sur le terrain de la clinique, nous nous en tiendrons aux deux périodes précédemment décrites, la réductibilité ou l'irréductibilité, comme devant donner au chirurgien l'indication formelle du traitement à employer.

Il est évident que, dans le premier cas, les moyens orthopédiques auront à eux seuls les plus grandes chances de succès, tandis que dans le second, quand la contracture est permanente, qu'il y ait atrophie graisseuse ou non, la ténotomie devient l'opération de choix.

Quand on a vu un certain nombre de ces pieds bots ac - cidentels abandonnés à eux-mêmes, et ce n'est pas rare, comme on peut s'en convaincre en suivant quelque temps la consultation d'orthopédie faite au bureau central par notre excellent maître M. de Saint-Germain, on est bientôt convaincu de l'utilité d'un traitement actif.

Les uns, en effet, ne peuvent abandonner l'usage des béquilles, les autres ne peuvent se passer d'un appareil à tuteur ; les plus favorisés marchent sur un hausse-pied, mais tous présentent sur les parties latérales ou dorsales du pied, peu aptes à supporter des pressions continues, des calus et des durillons qui souvent s'enflamment, suppurent et sont le point de départ de lymphangites à répétition

La déviation permanente du pied, l'immobilisation plus ou moins complète de ses articulations dans une position vicieuse entraîne en outre des désordres articulaires, et nous pouvons voir que sur le malade qui fait le sujet de notre observation V, c'est ce qui était arrivé. Les observations de pied bot accidentel suivies d'autopsie sont fort rares, et nous n'oserions pas, d'après un seul fait, généraliser à tous les cas, si nous n'avions derrière nous les expériences de Bonnet sur l'état des articulations immobilisées anormalement.

Nous pouvons donc considérer l'arthrite comme une conséquence presque inévitable du pied bot accidentel qu'on abandonne à lui-même; c'est pour nous une raison de plus de conseiller le traitement.

Routier.

CHAPITRE V.

Nous croyons par tout ce qui précède avoir suffisamment justifiél'utilité d'une intervention active dans l'affection qui nous occupe ; au point de vue clinique avons-nous dit, nous nous contentons de deux périodes, celle où le pied bot est réductible, celle où il ne l'est pas, c'est ce qui va nous guider dans le traitement.

Dans la première période, les bains sulfureux, les douches et surtout le massage, les mouvements cadencés répétés tous les jours, enfin l'emploi de machines orthopédiques suffiront le plus souvent non seulement pour arrêter les progrès du mal, mais pour le guérir. L'électricité bien employée sera aussi utile et devra être un adjuvant constant de la cure du pied bot.

Dans la seconde période au contraire, nous croyons que tout sera inutile si on ne commence le traitement par la ténotomie.

La ténotomie est aujourd'hui une opération trop généralement acceptée pour que nous nous croyons tenu de faire ici son apologie. Depuis l'époque ou Thilenius (1782) coupa pour remédier à un pied bot équin, le tendon d'Achille et les parties molles qui le recouvrent, le manuel opératoire a subi diverses modifications. Sartorius (1812), Michaelis de Marbourg (1809), et surtout Delpech (1816), dont Stromeyer (1831) vulgarisa la méthode, ont contribué pour leur part aux progrès de la ténotomie. J. Guerin, Bouvier Broca l'ont vulgarisée, et on ne fait plus aujourd'hui que la ténotomie sous-cutanée, soit qu'on attaque le tendon directement de l'extérieur vers l'intérieur, soit inversement, c'est à cette dernière façon d'agir que nous donnerions volontiers la préférence.

Nous conseillons donc la ténotomie dans tous les cas, arrivés à la 2e période, nous basant sur ce fait que le sujet marchera toujours mieux sur un pied à angle droit quel que soit le racourccissement. De plus, on évitera, par ce moyen, la production de ces calus qui sont le fait du frottement répété des parties peu aptes à subir des pressions, calus qui peuvent dégénérer en maux perforants ainsi qu'il m'a été donné d'en observer sur la face dorsale des orteils chez un malade du service de M. le professeur Gosselin à la Charité (1875).

La situation du pied à angle droit permettra en outre plus facilement le rétablissement de la synergie des groupes musculaires, et l'électricité que nous conseillons, pour achever la cure, aura bien plus d'action.

A la suite de la ténotomie, nous recommandons l'immobilisation du pied dans une bonne situation, qui sera l'angle droit après correction du varus ou du valgus.

On peut l'obtenir par divers moyens les appareils orthopédiques, le plâtre sont, croyons-nous, les meilleurs, et encore peut-on se passer du plâtre, car cette immobilisation ne doit pas durer trop longtemps.

Chez les enfants et les adolescents, M. de Saint-Germain emploie d'habitude un appareil très simple qui a l'avantage de coûter peu et de pouvoir suffire à la cure, dans la plupart des cas : c'est une semelle en bois présentant deux œillères à la partie antérieure, et un bras de levier, également en bois, mesurant en longueur les deux tiers de la jambe, diversement incliné en avant ou en arrière suivant la déviation à corriger, mais à angle droit avec la semelle. On fixe le pied enveloppé d'un léger bandage, roulé sur la partie à l'aide de bandelettes agglutinatives de diachylon, qu'on appliqua de façon à ce que toute la plante, y compris le talon, reposent bien sur la semelle; puis par l'application contre la face interne ou externe de la jambe, suivant les cas, de ce levier latéral dont nous avons parlé, on corrige absolument la déviation par rotation ou par flexion.

De tous les appareils orthopédiques, celui-ci nous paraît à peu près le meilleur; rien n'est plus infidèle, en effet, que ces courroies de cuir destinées à maintenir le pied ; trop serrées, elles produisent souvent des eschares et le talon dans la plupart des cas est toujours à quelque distance de la semelle.

On ne peut pas nous objecter la difficulté d'appliquer les bandelettes de diachylon ; nous avons vu, pendant notre internat à l'hôpital des Enfants, que les parents arrivent très vite à bien placer l'appareil.

Le plâtre, bien appliqué, est certainement un excellent moyen; on ne peut pas s'attendre à trouver en nous, ancien interne de M. le Dr Cusco, à l'Hôtel-Dieu, un détracteur de l'appareil platré. Nous devons confesser cependant que son emploi, chez les enfants en particulier, est des plus délicats, de plus, nous croyons que l'immobilité absolue ne doit pas être employée dans le traitement de la ténotomie ; après huit ou dix jours, quand la petite plaie cutanée est bien fermée, que la région n'est pour ainsi dire plus douloureuse, on doit manipuler le pied tous les deux jours d'abord, pour arriver ensuite à des manipulations journalières ; cette séance de massage, pour ainsi dire, ne doit pas être longue, et doit consister surtout en deux temps :

1º Correction de la déviation par déroulement du pied ;

2º Correction de la déviation par flexion ou extension.

Il ne faut pas exagérer la pression qu'on fait avec la main; on doit toujours se rappeler que l'angle droit suffit, il est donc inutile de le dépasser dans ces manœuvres, on substituerait une difformité à une autre.

Après chaque manipulation, l'appareil doit être appliqué; inutile de dire que la marche est interdite. Ce n'est qu'au bout de un mois, un mois et demi, deux mois, suivant les cas, qu'il sera permis de marcher, et encore sera-t-il bon pendant les premiers temps, de continuer les manipulations journalières et d'appliquer l'appareil pendant la nuit ; au besoin on ferait porter un appareil à levier, pendant la marche.

La difformité corrigée, il est un point encore qu'il ne faut pas négliger ; je veux parler de l'atrophie. Nous avons vu que le membre inférieur est, dans tous ces cas, plus maigre, quelquefois plus court que l'autre ; on ne pourra pas gagner en longueur, c'est vrai, mais au moins pourra-t-on rendre la vie aux muscles, rendre ses fonctions à la peau.

Pour cela faire, les bains, les frictions sèches sur la peau, et surtout l'électricité doivent être employés.

Dans son excellent article du Dictionnaire de Médecine et de Chirurgie pratiques, M. le professeur Panas, à propos du traitement à opposer au pied bot paralytique, dit :

« La ténotomie sera surtout indiquée lorsque, par suite de la longue durée de la paralysie et de la perte totale de la contractilité électrique de certains muscles atrophiés, on n'a pas à espérer de voir les mouvements volontaires réapparaître ; loin de considérer en pareil cas, la ténotomie comme inutile ou nuisible, il faut, au contraire, s'attacher à la rendre la plus complète possible, l'expérience ayant démontré que pour le fonctionnement régulier du pied,

un état statique indifférent, comme celui qui résulte de
la suppression d'action de tous les muscles du pied à la
fois, vaut beaucoup mieux que la persistance de certains
mouvements partiels qui nécessairement manquent de
coordination. »

Nous trouvons dans ce passage la confirmation de l'explication que nous donnons de la formation du pied bot
consécutif, et aussi la sanction du traitement que nous
proposons : la ténotomie d'abord, les manipulations ensuite.

Duchenne de Boulogne allait plus loin ; il aurait voulu
trouver un moyen d'empêcher la soudure des deux bouts
du tendon divisé ; ce serait, croyons-nous, dépasser le but,
et si par la manipulation on arrive, comme il est d'usage, à
avoir une cicatrice plus longue que celle qu'on obtiendrait
par l'immobilité seule, nous croyons qu'on aura atteint le
but ; car le malade dont le pied est à l'angle droit sur
la jambe, mais sur lequel il n'aurait aucune action, serait
encore fort gênant.

Comment doit-on se servir de l'électricité ? doit-on employer le courant galvanique ou le courant interrompu ? Si
nous posons cette question, c'est que trop souvent on se
sert de ce moyen en aveugle, et cependant les résultats
sont bien différents.

Hallé a le premier constaté que, dans la paralysie faciale,
les muscles répondaient seulement à l'application des courants continus ; il y a même une sorte d'antagonisme entre
l'action des deux sortes de courants. Cette observation de
Hallé a été confirmée par Remak, Ziemssen, Meyer.

De leur côté, Brucke, Legros et Onimus ont étudié cette
question dans les dégénérescences, et concluent que la fibre
altérée ne répond qu'au courant galvanique.

Mon excellent ami et collègue le Dr M. Boudet de Pâris, qui s'occupe depuis longtemps d'électricité, a bien voulu me donner des détails circonstanciés sur la question: il préconise les courants galvaniques dans toutes les atrophies avec ou sans paralysie; ce sont ceux dont on doit se servir exclusivement au début; plus tard seulement, quand l'amélioration est appréciable, on peut se servir de courants induits, mais à la condition qu'ils aient une faible tension et que le nombre des intermittences ne dépasse pas 30 à la seconde.

Il justifie sa méthode en faisant remarquer que le courant de pile est surtout riche en quantité de matière électrique, ce qui lui donne une grande action chimique (électrolytique), ce qui permet de modifier les tissus, de les charger d'électricité.

Le courant induit, au contraire, agit brusquement, très peu de temps, à la manière d'une substance explosible; il secoue le muscle, le fatigue, le tétanise, l'épuise même, surtout s'il est énergique et à intermittences rapides; il ne modifie l'état des muscles que par la gymnastique qu'il leur fait exécuter, mais il est fort difficile de la régler dans une juste mesure; on dépasse facilement le but et on favorise l'atrophie, d'autant que les muscles malades ne répondent pas aux courants induits ordinaires; il faut en employer de très forts, ce qui, nous venons de le voir, est très mauvais.

Voici du reste la règle ordinaire de l'emploi de l'électricité qu'a adoptée notre ami le Dr Boudet de Pâris.

Au début, courant galvanique.

Plus tard, intermittences lentes (60 par minute), du courant de pile avec la moitié du nombre des éléments qui servaient à produire le courant continu.

Enfin, quand l'atrophie est en pleine régression, que la contractilité est bien rétablie, courtes séances de faradisation localisée avec des courants de faible tension et à intermittences peu rapides, 15 par seconde en moyenne.

On peut espérer de la sorte rendre des mouvements et favoriser singulièrement la marche.

Nous ne pouvons pas cacher quelle a été notre surprise en parcourant les auteurs étrangers, et en voyant par quelles graves opérations ils tentent la cure du pied bot. R. Davy (1876) conseille l'excision du cuboïde dans le varus équin exagéré; de cette façon, dit-il, on n'a plus qu'une articulation médio tarsienne, ce qui facilite singulièrement la réduction. A l'appui de son opinion il cite 3 cas de pieds bots anciens guéris; ce procédé est aussi préconisé par Little.

Davies Colley va plus loin; il fait une résection en forme de coin à travers le tarse, enlevant le cuboïde et des parties du calcanéum, de l'astragale, du scaphoïde et du cunéiforme. Schede-Mensel, Bryant, paraissent avoir fait de même. Verbelzi, ayant à traiter un pied bot qui avait résisté à la ténotomie, pratique un évidement sous-périosté de l'astragale et le réduit; Edward Lund, West, enlèvent l'astragale. Vœs Lesser conseille la résection partielle de l'articulation tibio-tarsienne pour le pied bot paralytique.

Sans juger d'une manière absolue ces interventions hardies, nous nous contenterons de dire que la chirurgie française ne s'est pas lancée dans cette voie : on fait rarement des résections : cependant il nous a été donné d'en observer un cas bien remarquable dans le service de notre excellent maître le professeur Verneuil.

Le nommé L..., 36 ans, entre dans le service le 12 février 1880 pour une fracture bimolléolaire. La réduction était très difficile à produire et à maintenir. Malgré tous nos soins et tous nos efforts la consolidation fut vicieuse.

Le pied était déjeté en dedans, en masse, l'axe de la jambe passant au moins à deux centimètres en dehors de l'axe du pied; il y avait en outre un peu de varus, la plante regardant en dedans.

Le péroné pouvait être suivi partout à travers la peau; la malléole grosse et saillante paraissait soulevée; il semblait qu'on pût passer le doigt dessous.

Du côté du tibia, la malléole ne se retrouvait plus à la palpation, le plateau inférieur semblait libre, porté en avant, son bord antérieur pouvait être suivi sous la peau; quand on essayait de produire des mouvements de flexion il se dessinait un sillon à ce niveau.

En suivant la face interne du tibia, on trouve une saillie brusque, séparée de la face tibiale par une dépression angulaire ; cette saillie grosse, arrondie mamelonnée, se continue en bas sans ligne de démarcation avec le massif du tarse.

Il semble cependant qu'on reconnaisse en avant le tubercule du scaphoïde ; cette saillie serait-elle la malléole détachée ? C'est probable.

Cette déviation du pied et l'état de son articulation constituaient une grave difformité, la marche n'était pas possible, et il était évident que peu à peu la rétraction musculaire aggraverait de plus en plus cette déviation.

Aussi M. le professeur Verneuil proposa-t-il la résection de l'articulation tibio-tarsienne qui fut acceptée par le malade et pratiquée le 10 avril.

Voici en quelques mots le détail de l'opération.

Le péroné est mis à nu par la face externe, au moyen d'une incision de 4 ou 5 travers de doigts. Il est sectionné avec la pince de Liston, et arraché dans une longueur de 7 centimètres à partir de son extrémité ; il manque un fragment de la pointe et du bord postérieur qu'il faut aller laborieusement extraire avec des pinces et le bistouri.

On fait une seconde incision parallèle à la première, sur la face nterne du tibia, on décolle le périoste sur toute la partie antérieure, ce qui permet de soulever toutes les parties molles, et on luxe le tibia par la plaie externe.

On coupe 8 centimètres de tibia, mais on reconnaît que toute la malléole manque, le cartilage du restant du plateau tibial est intact ; on extrait ensuite non sans peine tout ce qui reste de la malléole interne ; dans ce temps de l'opération l'artère tibiale postérieure est mise à nu, mais non blessée.

L'astragale présente deux ou trois érosions, mais on le laisse en place.

Deux drains sont placés dans la plaie, le tout lavé à la solution phéniquée, et on applique une gouttière plâtrée et de la ouate par-dessus.

Huit jours après, on levait l'appareil, le malade avait eu à peine un léger mouvement fébrile. On supprima le plâtre pour se contenter de l'appareil ouaté.

La guérison était complète au bout de deux mois; il marchait au mois de juin.

Ce malade est maintenant infirmier dans la salle, il marche sur un brodequin orthopédique, il ne boîte pas à vrai dire.

Si nous avons cité ce cas, ce n'est certes pas pour justifier la conduite des chirurgiens anglais et américains; la déviation ici était le fait d'une fracture mal consolidée ; on savait donc où était la cause de la difformité et on pouvait l'attaquer directement : ce n'est nullement comparable à l'excision du tarse sous forme de coin.

Y a-t-il des indications particulières tenant à l'arthrite? Nous avons dit qu'on devrait la soupçonner dans le cas de pied bot accidentel irréductible, durant depuis quelques années, et qu'on n'a d'autre signe pour la reconnaître que la douleur occasionnée par la tentative de redressement et rapportée par le malade aux articulations.

Si nous prenons pour exemple le cas dont nous avons fait l'autopsie, nous dirons qu'il nous paraîtra peu probable que ce malade eût pu guérir complètement, car ses cartilages étaient en partie détruits ; mais son affection a duré huit ans.

N'est-on pas cependant autorisé à croire que si on avait pu ramener son pied à angle droit, après ténotomie, par le redressement brusque, même avec une ankylose consécutive, la marche qui était absolument impossible aurait pu s'effectuer?

Dans tous les cas, la marche de l'affection étant constamment gravative, il faudra la traiter de bonne heure d'une façon active.

CONCLUSIONS.

1° Toute cause détruisant les conditions de l'équilibre normal du pied entraîne sa déviation, et celle-ci peut devenir permanente ;

2° Ces déviations constituent des pieds bots accidentels, comparables aux pieds bots congénitaux ;

3° Ces déviations suivent une marche toujours gravative qui peut entraîner de notables désordres, surtout au point de vue de la locomotion ;

4° Un traitement actif est nécessaire ;

5° Ce traitement peut être purement orthopédique d'abord, mais il faut bientôt recourir à la ténonomie, suivie de massage et d'électricité.

INDEX BIBLIOGRAPHIQUE

Maisonneuve. — Thèse concours agrég., 1844.

Gibert. — Thèse Paris, 1859.

Clochart. — Id., 1859.

Taquoy. — Id., 1860.

Piet-Lestrade. — Id., 1861.

Jiorgi. — Id., 1862.

Labbé. — Thèse de concours, 1863.

Baratier. — Thèse Paris, 1870.

Deydé. — Id., 1876.

Berguien. — Id., 1877.

Dobrowobski. — Id., 1842.

Chapplain. — Id., 1844.

Morisson. — Id., 1847.

Degaille. — Id., 1850.

Thorens. — Id., 1873.

Reverchon. — Id., 1872.

Jomard. — Id., 1871.

Lannelongue. — Thèse de concours, 1869.

F. Martin. — Mémoire sur l'étiologie du pied bot, 1839, in Bulletin de l'Académie de médecine, t. I, p. 196.

Bonnet. — Traité des maladies des articulations, 1845.

Bouvier. — Leçons sur les maladies chroniques de l'appareil locomoteur, 1856.

Delpech. — De l'orthomorphie, 1827.

Duval. — Traité pratique du pied bot, 1859.

Malgaigne. — Leçons d'orthopédie, 1862.

Martin et Collineau. — De la coxalgie. Paris, 1865.

Giraldès. — Cliniques chirurgicales.

Holmes. — Maladies chirurgicales des enfants, 1870.

Paget. — Leçons cliniq. chirurg., 1877.

DUBREUIL. — Gaz. hebd., 1874.
    —   Leçons d'orthopédie.
VERNEUIL. — Bulletin Société de chirurgie, 1865-1868.
    —   Bulletin Société anatomique, 1858.
BROCA. — Bull. Soc. anat., 1849-1851.
LABORDE. — Bull. Soc. anat., 1872.
THORENS. — Bull. Soc. anat., 1871.
STRAUSS. — Art. Muscle. In Dict. méd. et chirurg. prat.
G. HAYEM. - Art. Muscle. In Dict. encyclop
DALLY. — Congrès avancement des sciences, 1874.
VALLETTE. — Art. Coxalgie, in Dict. méd. et chirurg. prat.
MATHIEU et STRAUS. — Art. Coxalgie. In Dict. encyclop.
GROSS. — Revue médicale de l'Est, 1877.
FOCHIER. — Lyon médical, 1877.
R. DAVY. — Brit. méd., 1877.
HAMILTON. — Boston med. and surg. Journ., 1878.
SWAN. — Brit. med. Journ., 1878.
PANAS. — Art. orthop. In Dict. méd. et chir.
ANDRY. — Art de prévenir les difformités, 1741.
BÉCHARD. — Du pied bot.
BIGG. — Du pied bot.
DESBORDEAUX, — Du pied bot.
HUMBERT. — Traité des difformités du système osseux, 1838, vol. in-18.
MALLET. — Manuel pratique d'orthop., 1844.
PRAVAZ. — Lyon, 1845. Mémoires sur la réalité de l'art orthopédique.
WILDBERGER. — Erlangen, 1861. Streiflichter und Schlagschatten auf dem Gebiete der orthopediæ.
BROCA. — Mémoires, t. I.
LAIBLIN. — Coll. in-8, t. 163.
PECH. — Coll. in-4, t. LXIV.
DUCHENNE (de Boulogne). — Recherches électro-physiologiques sur les mouvements du pied. Arch. gén. de méd., 1856.
    —   Physiologie des mouvements, 1867.
J. SIMON. — Art. Contracture. In Dict. de méd. et chirurg.
BARTELLS. Arch. fur klin. chirurg., vol. XV.
G. BUCHANAN. — Brit. méd. journ., 1875.
ONIMUS. — Déformation du pied par les chaussures.
R. DAVY. — Leçons cliniques.
LITTLE. — British journ., 1876.
DAVIES COLLEY. — Id.

VERBELGI. — In Revue Hayem, t. XI.
EDWARD LUND. Brit. med. J., 1878.
WEST. — Id.
FISCHER. — The Lancet, 1878.
SCHEDE MENSEL. — Berlin klin. Vosch., 1878.
BRYANT. — Brit. med. J., 1878.
—   Med. Times and Gaz., 1878.
BARWELL. — Id.
HARDIE. — Brit. med. Journ., 1879.
OGSTON — Id.
BAKER. — The Lancet, 1879.
HUTCHINSON. — New-York med. Records, 187 .
VOES LESSER. — Centralblat f. chirurg., 1879.
Consulter en outre les traités classiques.

Paris. — Typ A. PARENT, A. DAVY, succr, rue Monsieur-le-Prince, 31.

www.ingramcontent.com/pod-product-compliance
Ingram Content Group UK Ltd.
Pitfield, Milton Keynes, MK11 3LW, UK
UKHW021116140726
13695UKWH00004B/1526